HYGIÈNE PUBLIQUE.

NOTE

SUR DE NOUVEAUX MOYENS EMPLOYÉS POUR LA DÉSINFECTION
DES MATIÈRES FÉCALES DANS LES FOSSES;

Par A. CHEVALLIER.

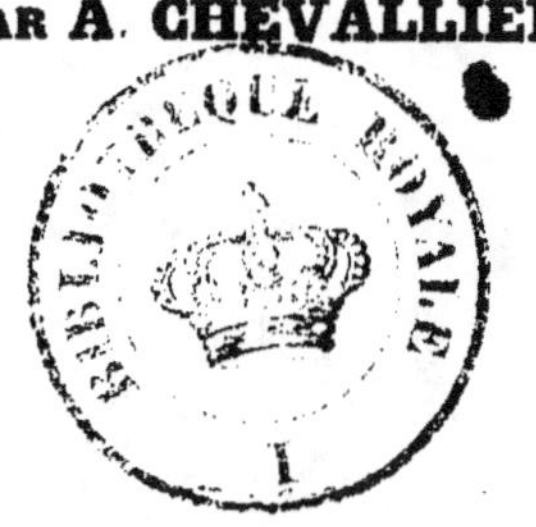

HYGIÈNE PUBLIQUE.

NOTE

SUR DE NOUVEAUX MOYENS EMPLOYÉS POUR LA DÉSINFECTION
DES MATIÈRES FÉCALES DANS LES FOSSES;

Par A. CHEVALIER.

*Il faut avoir parcouru ces lieux d'infection (1)
pour savoir ce que sont tous ces résidus ou produits
que l'on peut appeler les excrémens d'une grande
ville, et pour connaître quelle est au physique
l'immense accumulation de malpropreté, de puan-
teur et de corruption qui résulte du rapproche-
ment des hommes, dans les cités d'une grande
population (2).*

L'administration municipale, voulant apporter de grandes améliorations dans l'hygiène de la capitale, s'est particulièrement occupée de ce
qui concerne les dépôts de matières fécales, sources d'infection qui, depuis
long-temps, excitent de justes plaintes. Pour atteindre ce but, elle a pensé
qu'il serait utile de rechercher quels sont les moyens à mettre en usage
1º pour rendre moins insalubre, pour les habitans, l'extraction des matières contenues dans les fosses d'aisances (3); 2° pour diminuer ou

---

(1) La voirie connue sous le nom de Montfaucon.

(2) Rapport fait à la Société de médecine de Paris, sur la voirie de
Montfaucon, le 11 novembre 1788; par Dehorne, Hallé, de Fourcroy et
Thouret.

(3) Si dans un ouvrage de littérature on décrivait tous les inconvéniens qu'offre la vidange telle qu'on la fait encore à Paris, on se croirait
encore au 15º siècle : en effet, quel tableau que celui de ces voitures
portant avec elles une infection qui frappe tous les habitans ; si l'on pé-
nètre dans les maisons on y voit *l'argenterie noircie, les bronzes et les
dorures gâtés, les tableaux recouverts d'une couche de sulfure de plomb,*
dans quelques cas des ouvriers, et même des habitans frappés d'as-
phixie complète ou partielle. Voyez le Journal de Chimie, t. 10,
p. 457.

faire disparaître autant que possible les émanations infectes et insalubres qui s'élèvent de la voirie de Montfaucon, émanations qni causent un tort réel à un grand nombre de quartiers de la capitale, et à plusieurs communes rurales (Belleville, La Villette, etc.), en donnant une valeur moindre aux propriétés qui sont en prise et qui reçoivent les vents qui chassent ces émanations; 3° enfin sur les appareils qui pourraient être employés pour séparer les matières liquides des matières solides.

Voulant s'éclairer et mettre à profit les faits observés ou publiés, MM. les préfets de la Seine et de police réunirent, en commission, des personnes qui, par leurs travaux et la nature de leurs fonctions, étaient à même de donner, sur un sujet de cette importance, des avis salutaires.

Au nombre des membres de cette commission figuraient trois délégués du conseil de salubrité, MM. Parent-Duchâtelet, Labarraque et moi, ayant entre nos mains de nombreux documens. Nous demandâmes qu'il nous fût permis de nous expliquer et de faire connaître nos vues sur les questions que devait traiter la commission. Cette demande ayant été adoptée, nous présentâmes à cette commission un Rapport *sur les améliorations à introduire dans les voiries, les modes de vidange et les fosses d'aisance de la ville de Paris*. Ce rapport était terminé par les conclusions suivantes.

« La vidange des fosses d'aisance dans la ville de Paris est devenue » une charge très-grande pour les propriétaires, et cette charge tend tous » les jours à s'accroître; cela tient aux modifications apportées dans la » construction de ces fosses, à l'emploi plus abondant des eaux nécessité » par la forme actuelle des siéges, et surtout à l'emploi des bains à do- » micile. Montfaucon ne peut plus subsister (1), et Bondy offre des in- » convéniens tellement graves qu'il faudra l'abandonner un jour. Le » projet d'établir un chemin de fer pour y conduire les vidanges de tout » Paris ne saurait être adopté, et tout démontre la nécessité d'avoir » recours à des moyens autres que ceux qui jusqu'ici ont été mis en usage.

---

(1) Cette opinion est basée sur des faits. Si l'on consulte les procès-verbaux contenant les délibérations du Conseil municipal de la Villette, portant les dates du 3 avril 1832, 10 mai 1832, 4 novembre 1832, 10 mai 1834, etc., on trouvera dans ces délibérations des preuves convaincantes, que le cloaque dont la présence était déjà signalée en 1788 comme un objet d'horreur, est aujourd'hui un véritable fléau pour les habitans.

» Il est évident que la première des conditions , pour obtenir un ré-
» sultat à la fois économique et salubre, est de séparer sur les lieux mê-
» mes de la production, les matières solides d'avec les matières liquides,
» de conserver celles qui ont une valeur intrinsèque, et de rejeter
» celles qui ne sont qu'embarrassantes.

» Depuis plus d'un demi-siècle, quelques hommes animés de l'amour
» du bien public, et plusieurs spéculateurs ont dirigé leurs recherches
» sur la manière d'obtenir cette séparation; nous devons mettre à leur
» tête Girard et Gourlier, MM. Sanson, Derosne, Chaumet, les auteurs
» de l'article qui se trouve dans le Mémorial de l'officier du génie, enfin
» MM. Payen et Dalmont, architecte.

» Le système de Gourlier est séduisant (1); s'il n'a pas encore été sou-
» mis à toutes les expériences qu'il nécessite, on peut assurer d'avance
» qu'il doit réussir et qu'on en tirera un parti avantageux. Les avan-
» tages du projet de Gourlier se retrouvent à un plus haut degré dans
» celui qui a été adopté pour les casernes du corps du génie mili-
» taire (2).

» Le système des fosses mobiles a pour lui la sanction du temps; il
» peut s'appliquer partout; il facilite l'enlèvement des matières et
» permet de le faire sans odeur et sans malpropreté; il préserve les ou-
» vriers du danger d'être asphixiés ; il empêche la dégradation de nos
» édifices , et continue à augmenter la masse disponible des engrais.

» On ne peut, sans les conséquences les plus graves, envoyer ces li-
» quides dans des puisards et les mettre en communication avec la nappe
» supérieure du sol dans laquelle aboutissent nos puits (3); la prudence
» exige qu'on ne les dirige pas dans la seconde nappe, qui sur bien des
» points de Paris, fournit encore de très-bonne eau ; s'il est possible de

---

(1) Ce système consiste à avoir deux fosses, l'une plus élevée que
l'autre; la première sert à recevoir les solides , la deuxième est un ré-
servoir où doivent arriver les liquides.

(2) Dans l'emploi de ce moyen les matières ne sont jamais mélangées,
elles se rendent de suite par des conduits séparés, dans des réservoirs différens , et elles ont chacune leur destination. Voir le rapport présenté à
la Commission, page 49. Ce rapport est imprimé dans le tome 14e des
Annales d'hygiène publique.

(3) On sait ce qui est arrivé à Montfaucon où l'infection se déclara
dans les eaux. Voir le rapport du 11 novembre 1788, et à Bicêtre, où
les urines ont sali les eaux des puits du grand Gentilly.

» les conduire sans de grands inconvéniens , dans les courans tout-à-fait
» inférieurs, l'avis de beaucoup de personnes expérimentées est qu'on ne
» doit pas le faire *sous Paris*, pour des quantités d'eau trop considé-
» rables , et qu'il faut réserver cette ressource pour des localités mal
» disposées et qui se rencontrent rarement.

» Tout prouve que l'on peut sans inconvéniens envoyer à la Seine
» les liquides provenant des fosses. Un travail fait autrefois par Hallé et
» Fourcroy , sur les boues de Paris, ajoute un grand poids à cette opi-
» nion ; les jaugeages anciens et récens , ainsi que l'observation journa-
» lière des faits démontrent que la quantité d'eau sale envoyée à la Seine
» et comparée à l'eau de cette rivière , sera si minime qu'elle restera
» toujours inaperçue et ne pourra nuire en aucune manière à la salu-
» brité.

» Pour conduire ces eaux à la Seine, la première idée qui se présente
» est de les jeter dans un des trois grands égoûts qui entourent Paris du
» côté du nord. Une foule de faits et d'observations prouvent que cet
» envoi, dans les égouts, des matières liquides provenant des vidanges,
» n'infectera pas ces égouts et ne fera pas courir de danger à ceux qui
» les parcourent; que cette infection sera d'autant moins à craindre,
» avec les appareils de Gourlier, avec ceux des fosses mobiles inodores
» et avec celui qui a été adopté par le génie militaire, que, par ces diffé-
» rentes méthodes, la séparation se faisant lentement et successivement,
» les liquides n'emportent avec eux que très-peu de matières solides.

» Tout semble démontrer qu'en mélangeant, dans une suffisante quan-
» tité d'eau, les liquides provenant des fosses d'aisance , on pourrait
» sans inconvénient les jeter sur la voie publique , et s'en débarrasser
» de cette manière. Mais la prudence exige qu'avant de rien innover à
» cet égard, ce projet soit soumis à des expériences minutieuses et
» multipliées ; ces expériences sont d'autant plus importantes , qu'elles
» peuvent avoir pour résultat d'augmenter les revenus de la ville, en
» lui faisant vendre une quantité considérable des eaux qu'elle possède
» et dont elle peut disposer.

» Si la préparation de la poudrette a jusqu'ici été considérée comme
» une des industries les plus infectes et les plus incommodes, on peut
» dire qu'elle est aujourd'hui une des moins désagréables, ce que nous
» devons aux moyens d'assainissement récemment découverts ou qui,
» plus anciennement connus , n'ont été mis en usage que depuis peu de
» temps, pour des opérations montées sur une grande échelle.

» Pour favoriser l'emploi de ces moyens et arriver par eux à des ré-

» sultats d'une grande importance, il ne suffit pas à l'administration
» d'être animée des plus louables intentions, elle doit aussi obtenir par
» ses démarches auprès de l'autorité supérieure, une modification dans
» la classification des établissemens où se préparent les matières fécales,
» et surtout employer les moyens qui sont à sa disposition pour faire re-
» venir le public des préventions qu'il a contre ces établissemens. Elle
» rencontrera d'abord de très-grands obstacles; mais elle peut être assu-
» rée du succès, si elle y met du temps et de la persévérance.

» Les changemens proposés sont d'une telle importance, ils ont des
» conséquences si utiles et si étendues, qu'ils suffiraient pour illustrer
» et recommander à la reconnaissance des générations futures, le nom
» des administrateurs qui parviendraient à les obtenir; cette gloire est
» réservée aux deux Préfets actuels du département de la Seine et au
» Conseil municipal de Paris; il leur suffira de vouloir, pour faire dis-
» paraître les difficultés devant lesquelles nous avons vu échouer tous
» les efforts de leurs prédécesseurs. »

Le rapport dont nous venons de faire connaître les conclusions,
ayant été lu, dans une discussion qui eut lieu plus tard, on reprocha
aux auteurs de n'avoir point donné de détails sur les opérations mises
en pratique par MM. Payen et Buran, dans la désinfection des matières
extraites des fosses d'aisance.

Nous n'avions pas pensé qu'un semblable reproche dût nous être
adressé, par la raison que le procédé proposé par MM. Payen et Buran,
avait été le sujet de nombreuses expériences faites publiquement, expériences auxquelles on avait appelé un grand nombre de personnes
haut placées, ou qui avaient intérêt à étudier la question de désinfection des matières fécales (1).

Ces expériences paraissant cependant n'être point assez connues, nous
pensons que nos lecteurs, qui ont intérêt à voir l'hygiène publique faire
des progrès, liront avec attention des détails tirés en partie d'un rapport
fait par une commission, détails qui indiquent 1° le mode d'opérer dans les
fosses ; 2° les conclusions tirées des faits observés ; 3° enfin les mesures

---

(1) Si nous avions pu présumer que notre rapport sur les fosses n'eût
pas paru trop long, si on nous eût laissé le temps nécessaire, nous aurions
donné une monographie complète de tout ce qui a été fait sur les fosses,
les différens appareils proposés, la désinfection des matières. Il serait
cependant possible de réparer cette omission et nous sommes p êts à le
faire, si l'administration en témoigne le désir.

que nous pensions qu'on devait prescrire à MM. Payen et Buran pour que la pratique de leur nouveau mode de vidange pût être mise en usage.

Description et examen des opérations faites par le procédé Buran et Payen.

Dix-neuf opérations ont été faites par ce procédé, depuis le 1er septembre 1834 jusqu'au 23 avril 1835. Elles ont présenté les circonstances suivantes :

Première opération. *Curage de la fosse de la maison n. 3 de la rue Ville-l'Evêque, appartenant à M. Beugnot.*

Cette opération, qui est la première, a présenté divers inconvéniens qui consistent 1° dans la lenteur du travail ; 2° dans la dispersion de la partie la plus ténue de la poudre désinfectante, dispersion qui donna lieu, dans les escaliers, à une poussière noire désagréable, mais qui n'a rien d'insalubre.

Les avantages à opposer à ces inconvéniens sont la désinfection complète de la matière, désinfection qui a pu être constatée par des personnes attachées à l'administration, et qui étaient présentes pendant une partie de l'opération.

Quelques renseignemens que nous avons pris ayant fait connaître que, dans cette circonstance, la lenteur de l'opération tenait 1° à ce que MM. Payen et Buran manquaient d'un matériel nécessaire à l'exploitation de la matière des fosses d'aisance par leur procédé ; 2° à ce que les ouvriers n'avaient pas constamment travaillé, la poudre désinfectante ayant manqué.

Il fut dit, à propos du curage de cette fosse, qu'un ouvrier avait été indisposé ; mais cette indisposition était due, non aux gaz provenant des fosses d'aisance, mais à ce que cet ouvrier, d'une faible complexion, avait porté des sacs trop lourds en raison de sa force.

La quantité de matières extraites de cette fosse a été de 15 mètres de matières, qui se composaient de 3 mètres seulement de matières liquides, et de 12 mètres de matières solides qui avaient été mêlées avec la poudre.

Deuxième opération. *Curage de la fosse de M. Mouillard, rue de la Montagne Sainte-Geneviève, n° 28.*

Le curage de cette fosse, qui a été fait en dix heures, n'a présenté aucun inconvénient remarquable, si ce n'est la présence de personnes étrangères, qui vinrent critiquer le mode de vidange et interpeller les ouvriers. La lettre suivante, de M. Moutillard, pharmacien habile, et membre de la Société de pharmacie de Paris, lettre adressée à un des membres du conseil de salubrité, fait connaître les résultats obtenus dans cette application des procédés Payen et Buran.

Monsieur,

Autant pour satisfaire au désir que vous m'avez exprimé, que pour rendre hommage à la vérité, je vous dirai que je suis très-satisfait de l'opération de vidange exécutée dans ma maison par les ordres et d'après le procédé de M. Payen.

La poudre désinfectante, exactement mélangée avec la matière que la pompe n'a pu enlever de la fosse, a fait disparaître sur-le-champ toute odeur de matière fécale et ne produit pas d'une manière sensible de gaz nuisible ou méphytique. Les vases en cuivre et en étain de mon laboratoire, placés dans une pièce éclairée sur la cour où se faisait l'extraction et qui était souvent ouverte pendant le travail, n'ont éprouvé aucune altération.

Le sieur Gislin, mon voisin, devant la boutique duquel était placé le tombereau dans lequel on jetait les matières désinfectées, ne se doutait pas encore à dix heures du matin de l'opération qui se faisait chez moi. Lorsque j'allai m'excuser près de lui d'embarrasser le devant de sa boutique, il me dit qu'il n'avait encore senti aucune odeur : la translation des matières durait déjà depuis quatre heures environ.

Il serait à désirer que la désinfection pût s'effectuer en totalité dans la fosse, et que l'enlèvement des matières pût s'opérer plus rapidement ; mais je pense que ces deux résultats pourront être obtenus au moyen de quelques améliorations dans les instrumens employés, qu'une pratique plus longue fera sans doute découvrir à l'habile et savant inventeur. Agréez...

Le bruit ayant été répandu 1° que des ouvriers avaient éprouvé des accidens dans la fosse ; 2° qu'une odeur forte et ammoniacale avait fait déserter le laboratoire de M. Moutillard, il fut pris de suite des renseignemens. C'est encore M. Moutillard que nous allons laisser parler, pour répondre aux observations qui furent faites dans ce cas.

Je ne me rappelle pas qu'il ait été question d'aucun accident arrivé aux ouvriers dans la fosse ; je ne les ai entendus parler que de la matière liquide qui venait quelquefois salir leurs souliers. Quant à l'odeur ammoniacale qui, dites-vous, avait été ressentie dans mon laboratoire, je n'en a; nulle connaissance : l'odeur résultant de l'ouverture d'une fosse a existé assez long-temps quoique faible dans la cour et le laboratoire, par suite

d'une fente qui avait eu lieu au tuyau de la pompe qui avait servi à en-
lever le liquide ; au surplus, ainsi que je l'ai dit dans ma première lettre, les
vases de cuivre et d'étain n'ont pas été salis.

Troisième opération. *Vidange de la fosse de la maison de M. Bailly de*
Merlieux, rue du Jardinet, n. 8.)

La vidange de cette fosse a présenté quelques difficultés, la fosse étant totalement pleine, cependant les ouvriers obtinrent les plus heureux résultats, résultats qui sont constatés par une lettre du propriétaire même, homme connu par ses publications sur les sciences et sur les arts industriels. Voici ce que M. Bailly de Merlieux nous écrivait :

Monsieur,

« Je m'empresse de vous donner quelques détails sur la vidange d'une
» fosse d'aisance qui a eu lieu chez moi, rue du Jardinet, n° 8, par le
» procédé de M. Payen, dans la nuit du 8 au 9 novembre 1834. La
» poudre fut apportée à six heures du soir et jetée dans la fosse à sept
» heures et demie ; l'extraction commença presqu'aussitôt et fut entière-
» ment achevée à cinq heures du matin, heure à laquelle partit le der-
» nier tombereau.

» L'absence d'odeur fut complète pendant toute la durée de la désin-
» fection, qui ne causa d'autre désagrément que la volatilisation de la
» poudre dans l'escalier au-dessus de la fosse ; mais aucune précaution
» n'avait été prise, et il me semble qu'il ne serait pas difficile d'appli-
» quer à cette destination un moyen mécanique analogue à celui qu'on
» met en usage pour la descente des matériaux de construction.

» En résumé, l'opération n'a pas causé d'autre désagrément et em-
» barras que celui qu'on éprouverait du déblai d'une cave remplie de
» terre, ce que peuvent attester tous les habitans de la maison ; et si la
» fosse se fût trouvée en bon état, l'on ne se serait pour ainsi dire pas
» aperçu du travail dont il ne restait pas de traces à l'heure du lever des
» habitans.

» Il est fort à désirer que l'emploi de ce moyen se généralise dans
» l'intérêt des habitans de la capitale, et que l'autorité le favorise le plus
» possible. »

Les faits énoncés dans la lettre de M. Bailly de Merlieux ont été con-
firmés par le dire des locataires et notamment par celui de M. Vallot,
ingénieur en chef des ponts-et-chaussées qui, comme M. Bailly de Mer-

lieux, avait aussi remarqué la dispersion d'une partie de la poudre dés-infectante (1).

Quatrième opération. *Vidange de la fosse de M. Pésé, rue Neuve-des-Petits-Champs, n. 19.*

Cette vidange fut faite avec des résultats analogues à ceux obtenus des opérations précédentes; cependant on doit objecter la lenteur du travail, lenteur due à ce que la quantité de poudre désinfectante apportée sur les lieux n'était pas assez considérable, ce qui nécessita la cessation du travail qui ne put être continué jusqu'à ce qu'une nouvelle quantité de poudre cût été apportée, ce qui n'eut lieu que le lendemain; la poudre désinfectante étant prise à Grenelle et ne pouvant entrer à Paris après la fermeture des barrières.

Parmi les faits à consigner au sujet de cette fosse, c'est la non-altération des peintures qui, dans la maison n° 19, de la rue Neuve-des-Petits-Champs, étaient toutes fraîches.

Cinquième opération. *Vidange de la fosse de la maison n. 3, rue de l'Egout, faubourg Saint-Germain.*

Nous n'avons pu, malgré notre bonne volonté, assister à la vidange de cette fosse, vidange qui était difficile en raison des localités, le jour pris pour ce curage ayant été indiqué pour la soirée du 22 décembre, tandis qu'elle ne fut opérée que le 23 au matin.

Sixième opération. *Vidange de la fosse de l'École polytechnique.*

Le curage de la fosse d'aisance de l'École polytechnique a été fait avec succès; c'est ce qu'atteste un certificat signé de M. Desnoyers, administrateur de l'École, et contresigné par M. Dulong, directeur des Études et membre de l'institut. Nous pensons que ce qu'il y a de mieux à faire dans le but d'éclairer la question est de donner ici une copie du certificat constatant les résultats de l'opération.

« L'administrateur de l'École polytechnique certifie qu'il a été vidé,

---

(1) Nous devons faire connaître un fait assez curieux et qui prouve à quel point les matières sont désinfectées. M. D'Arcet, qui assista à une partie de l'opération faite chez M. Bailly de Merlieux, emporta avec lui de la matière désinfectée; il la fit mettre dans une assiette de porcelaine qui fut apportée dans son salon où il y avait compagnie; personne de la société ne put indiquer de quelle nature était la matière qu'on leur présentait.

» dans le courant du mois de janvier dernier, une fosse d'aisance de cet
» établissement par le procédé et sous la direction de MM. Payen et
» Buran.

» Cette mesure a été prise en exécution des décisions du conseil de
» l'école, motivées par les renseignemens les plus concluans.

» Le résultat a parfaitement satisfait à ce qu'on pouvait désirer, et le
» soussigné en était si persuadé d'avance, qu'il n'a pas hésité à ordon-
» ner cette opération, qui se faisait presque sous ses fenêtres, la nuit
» même où il réunissait chez lui un assez grand nombre de personnes et
» particulièrement des fonctionnaires de l'école.

» Les fenêtres ont été souvent ouvertes à cause de la chaleur de l'ap-
» partement ; aucun des assistans ne s'est douté qu'il venait prendre le
» frais au-dessus d'une fosse d'une dimension considérable, et cependant
» l'attention de plusieurs a été appelée sur ce qui pouvait être la cause
» du bruit que l'on entendait si près et des lumières qu'on apercevait.

» Les matières sont restées plusieurs jours dans la cour où elles étaient
» déposées, sans qu'il en résultât la moindre réclamation ; plusieurs de
» ceux qui passaient croyaient que c'était du charbon, et l'un d'eux est
» resté persuadé que l'on se moquait de lui en lui déclarant la prove-
» nance de ce produit.

» Le soussigné a cru devoir rappeler toutes ces petites trivialités, qui
» ne lui semblent pas sans intérêt, dans l'examen des résultats annoncés
» par MM. Payen et Buran.

» Fait à Paris le 11 avril 1835. Signé Desnoyers, administrateur de
» l'école. »

« Je soussigné certifie que j'ai pu vérifier moi-même l'exactitude de
» toutes les assertions contenues dans la lettre de monsieur l'adminis-
» trateur.

» Le directeur des études ; Membre de l'institut. Signé Dulong. »

Septième opération. *Vidange de la fosse, rue Favart, n, 8.*

La vidange de cette fosse a été faite avec des résultats constatés par
le certificat dont la copie est ci-jointe :

« Nous soussignés, propriétaires et locataires de la maison située rue
» Favart, n° 8, certifions que MM. Payen et Buran ont fait opérer la
» vidange de la fosse de ladite maison à l'aide de la poudre désinfectante
» pour laquelle ils sont brevetés, que les matières ont été extraites en
» plein jour à l'état pulvérulent sans odeur ni aucun inconvénient pour
» la salubrité ni la propreté, et que nous n'avons qu'à nous louer des

» résultats obtenus et qu'il est à désirer de voir bientôt généraliser. En
» foi de quoi nous lui avons délivré le présent. Signés Lazare, proprié-
» taire; Sylveira, architecte, locataire; Bonnevin, pharmacien, loca-
» taire; Truffout, locataire; Morel, restaurateur, locataire. »

Nous n'eussions pas admis cette pièce, M. Payen étant locataire de
diverses pièces de la maison n° 8, si celles qui précèdent et suivent ne lui
donnaient à nos yeux de l'authenticité.

Huitième opération. *Vidange d'une fosse au ministère de la guerre.*

La vidange de cette fosse présentait d'assez grandes difficultés en raison 1° de ce que les matières étaient très-liquides;

2° De ce qu'il fallait traverser trois caves et monter un escalier : elle
fut cependant faite avec d'heureux résultats qui furent constatés par des
officiers du génie, par le chef du bureau du service intérieur, par l'architecte, enfin par l'inspecteur des bâtimens de l'hôtel.

La dispersion de la poudre signalée comme un inconvénient ne se fit
pas remarquer ici, la clé de la fosse et le tampon mobile de la fosse ayant
été fermés à l'aide de sacs, lors de l'addition de la poudre; cependant il
y eut, selon nous, un peu de lenteur dans l'opération, lenteur due à la
liquidité des matières et à l'éloignement de la fosse. Le certificat suivant constate le résultat obtenu :

« Je soussigné certifie qu'il a été vidé, dans la nuit du 26 au 27 fé-
» vrier, une fosse d'aisance à l'hôtel du dépôt de la guerre, par le pro-
» cédé de MM. Payen, Buran et Compagnie; que les résultats ont été
» aussi satisfaisans que l'on avait lieu de l'espérer, tant par la prompti-
» tude avec laquelle l'opération a été faite, que par les soins que les ou-
» vriers ont apportés, pour la propreté, pendant tout le temps qu'a duré
» la vidange.

» Je déclare, en outre, que l'expérience s'est faite sans la moindre
» odeur, et qu'à l'instant où le noir animal est mélangé avec les matières
» fécales, elle est aussitôt détruite; expérience qui a été faite dans la
» cour de l'hôtel en présence de M. le chef du bureau du service
» intérieur, de monsieur l'architecte du ministère et autres personnes
» de l'établissement. Paris, le 15 avril 1835. Le garde principal du génie
» inspecteur des travaux du ministère de la guerre. Signé Daret. »

« Je soussigné déclare le certificat ci-dessus exact dans tout son con-
» tenu, et ai été on ne peut plus satisfait de ce procédé des plus avanta-
» geux pour les intérieurs surtout, ce 20 avril 1835. L'architecte du mi-
» nistère de la guerre. Signé Remié. »

« Je déclare avoir assisté à la désinfection de la matière enlevée de
» la fosse dernièrement; l'effet a été subit, et j'atteste que cette épreuve
» a été on ne peut plus satisfaisante. Ce procédé me paraît remplir toutes
» les conditions avantageuses qu'on puisse désirer dans les opérations
» de cette nature. Paris, le 23 avril 1835. Le chef du bureau du service
» intérieur. Signé Guerroux. »

Neuvième opération. *Vidange d'une fosse, rue de la Montagne-Sainte-
Geneviève, n. 28.*

M. Moutillard, pharmacien, ayant été pleinement satisfait du résultat
obtenu de l'emploi du procédé Payen et Buran dans la vidange d'une
fosse opérée le 20 octobre 1834, fit vider une seconde fosse, dans sa maison, le 3 mars 1835, par le même procédé. Les résultats obtenus furent
aussi avantageux que ceux constatés précédemment, et nous pûmes
reconnaître que, lorsqu'on opérait par un temps de pluie, il n'y avait
point, comme on l'avait annoncé, formation d'eaux vannes d'une odeur
fétide. En effet, le temps ayant été très-mauvais et la pluie tombant à
verse sur les quatre heures du soir, l'eau qui avait lavé une partie des
matières était noire, mais elle n'avait point d'odeur fétide.

Dixième opération. *Vidange de la rue du Croissant, n. 16.*

Nous n'avons pu avoir de détails sur la vidange de cette fosse : tout
ce que nous avons su, c'est que la désinfection de la matière a été
opérée d'une manière complète.

Onzième opération. *Vidange d'une fosse au théâtre de l'Opéra-Comique.*

La vidange de cette fosse a été opérée de la manière la plus satisfaisante. En effet, *on a pendant l'opération répété une pièce nouvelle, et le
spectacle a eu lieu le soir comme à l'ordinaire.*

On avait dit que lors du curage de cette fosse, on avait ressenti dans
la rue de l'odeur; mais au lieu de l'attribuer aux matières, il aurait fallu,
dans l'intérêt de la vérité, reporter cette odeur sur des gravois et des
pierres qui se trouvaient au fond de la fosse, et qui y avaient été jetées
lors de la construction du théâtre. On sait que les pierres, extraites des
fosses d'aisance, laissent émaner une odeur qui n'a été que trop souvent
le sujet de justes plaintes de la part des habitans de la capitale (1).

---

(1) Ces pierres, lorsqu'elles sont recouvertes de poudre désinfectante,
ne laissent plus dégager d'odeur fétide.

Douzième opération. *Vidange de la fosse, rue du Mail, n. 13.*

La vidange de cette fosse qui se trouvait dans une cave, a été opérée avec succès : mais il y eut lenteur dans l'opération, ce qui doit être attribué à ce que le propriétaire de la maison avait exprimé le désir que l'on ne continuât pas pendant le jour.

Treizième opération. *Vidange de la fosse de la rue de l'Université, n. 151.*

La vidange de cette fosse fut faite en dix heures. Cette fosse ne contenant pas de liquide, aucun fait particulier ne fut observé.

Quatorzième opération. *Vidange de la fosse rue Saint-Antoine, n. 101 et 103.*

Lors de la vidange de cette fosse, la désinfection des matières fut complètement opérée en seize heures, quoique le passage continuel des locataires retardât le travail.

Quinzième opération. *Vidange de deux fosses à l'entrepôt des Marais.*

Lors de ces opérations qui furent faites devant un grand nombre de personnes, on obtint des résultats qui durent convaincre toutes les personnes qui étaient présentes, de l'utilité de la poudre désinfectante.

Seizième opération. *Curage d'un puits qui avait servi de fosse.*

Cette opération présentait quelques difficultés, 1° en raison de l'éloignement du trou d'extraction, 2° parce que la fosse étant circulaire et ayant été faite dans un puits abandonné, un seul ouvrier pouvait avoir accès dans une localité aussi rétrécie et circulaire. Ce puits fut cependant vidé, et la matière fut complètement désinfectée.

Dix-septième opération. *Vidange de la fosse d'aisance rue du Dragon, n. 13.*

La vidange de cette fosse présentait des conditions particulières : il n'y avait pas de matières liquides dans la fosse, et les matières solides étaient tellement liées entre elles qu'il fallut faire usage de la pioche ; malgré toutes ces difficultés, les matières furent désinfectées et quinze mètres soixante-quatre centimètres de matières furent enlevées en trois jours et un quart.

Dix-huitième opération. *Vidange de la fosse, carrefour de l'Odéon, n. 13.*

Cette fosse qui, comme la précédente, ne contenait pas de matières liquides, fut curée en deux jours trois quarts pendant lequel espace de temps on enleva dix mètres quatre-vingt-neuf centimètres de matières complètement désinfectées (1).

Une autre opération, la dix-neuvième, a eu lieu chez M. Galampois, avenue de Lowendal, n. 3 bis. Il fut fait un rapport sur cette vidange dans laquelle on signalait l'opération comme ayant présenté quelques inconvéniens, notamment en ce que les matières ayant été entassées dans la cour et exposées à la pluie, il y aurait eu infection et malpropreté : des recherches faites ont démontré 1° qu'il n'y avait pas eu incommodité pour les voisins. En effet, M. Parent-Duchâtelet, qui faisait ces recherches, n'ayant pas le nom du propriétaire ni le numéro de la maison, fut de porte en porte demander qu'on lui enseignât la maison dans laquelle on aurait vidé une fosse du 12 au 14. Malgré cette enquête, il ne put avoir de renseignemens, ce qui démontre que l'incommodité signalée a dû être bien peu sensible, puisqu'aucun des voisins ne s'en était aperçu; 2° que la fosse dont il est question était plus que pleine, et que la matière contenue dans le tuyau s'est répandue lors de la levée de la pierre ; 3° qu'aussitôt que la poudre fut jetée sur les matières qui avaient débordé, l'infection cessa; 4° que cette opération a présenté de la lenteur, parce que la fosse étant pleine il a fallu d'abord, avant de verser la poudre dans la fosse, faire peu à peu le mélange dans la cheminée, qui était très-longue en raison de l'épaisseur de la voûte, avant de pouvoir parvenir à la voûte elle-même. Le temps employé a été aussi plus long en raison du manque de poudre qu'on n'a pu se procurer que le lendemain, les barrières étant fermées (2).

L'opération faite sur cette fosse, dont le propriétaire avait inexactement déclaré la capacité, a duré deux nuits et un jour, et on a retiré environ huit tombereaux de matières mélangées.

On voit par tout ce qui vient d'être dit que le procédé Payen et Buran présente de nombreux avantages sur l'ancien procédé, avantages qui consistent :

---

(1) Une foule de remarques critiques ont été faites sur toutes ces opérations. Le seul moyen de répondre à des *on dit*, c'est de faire faire des opérations devant soi, d'en dresser procès-verbal, et de juger après avoir vu.

(2) Un des six ouvriers étant complètement ivre, fut renvoyé du travail. On prétend, à ce sujet, que l'on avait cherché à faire naître des inconvéniens dans le travail, en grisant les ouvriers qui travaillaient à l'extraction des matières contenues dans la fosse dont il est question.

1° Dans la désinfection complète des matières, désinfection qui a été démontrée de la manière la plus positive ;

2° Dans l'avantage de ne plus avoir à craindre dans les maisons lors de la vidange des fosses, des émanations infectes qui souvent donnent lieu à l'altération des bronzes, des tableaux, de l'argenterie, des peintures, et quelquefois à des commencemens d'asphyxie (1);

3° Dans l'avantage pour les ouvriers vidangeurs de n'avoir plus à redouter l'asphyxie et la mort ;

4° Dans la facilité d'obtenir de suite avec les matières solides un engrais qui n'a pas besoin, comme la poudrette, d'être longuement desséché sur le sol ; en répandant pendant le temps de sa dessiccation des émanations infectes ;

5° Dans la facilité qu'il y a de pouvoir déposer partout ce nouvel engrais sans qu'il y ait danger pour la salubrité publique ;

6° Enfin facilité d'opérer le jour comme la nuit.

A ces avantages on a opposé les inconvéniens suivans :

1° Lenteur dans le travail ;

2° Dispersion d'une partie de la poudre noire ;

3° Coloration en noir du pavé.

Il est vrai qu'il y a lenteur dans l'opération ; mais cette lenteur a été peu remarquée par les propriétaires et par les locataires : parce que le temps ne paraît long que lorsqu'il y a gêne et inconvéniens graves. La vidange faite par le nouveau procédé faisant cesser la plupart des inconvéniens bien reconnus, le laps de temps qui s'est écoulé n'a pas paru considérable. Cependant cette lenteur aurait pu être moindre si MM. Payen et Buran avaient eu 1° un dépôt de leur poudre désinfectante dans le centre de la capitale ; au lieu de l'avoir hors barrière ; 2° des ouvriers habitués au nouveau procédé de vidange ; 3° un matériel convenable pour l'exploitation de leur procédé ; mais il était difficile d'exiger d'industriels qui n'ont *qu'une autorisation provisoire accordée dans le but de faire des essais*, un local, des hommes expérimentés, enfin un matériel convenable ; car si l'autorisation ne leur est pas accordée, il en résulterait pour eux des dépenses considérables faites en pure perte.

Quant à la dispersion d'une partie de la poudre la plus ténue, cet inconvénient qui n'est pas d'une très-grande gravité a déjà été le sujet

---

(1) Voir dans le Journal de Chimie médicale, tome 10, page 459, ce qui est arrivé lors de la vidange de la fosse d'aisance de la maison n. 25, quai Saint-Michel.

d'améliorations dues à MM. Payen et Buran. En effet, ils ont en grande partie obvié à cet inconvénient en se servant soit de sacs, soit d'une planche qui, ouverte à son milieu peut recouvrir l'ouverture de la fosse et recevoir le sac qui se vide sur la matière sans donner lieu à une dispersion notable de poudre.

Reste la couleur noire qui salit le pavé; cette objection est facile à lever; avec quelques seaux d'eau et à l'aide d'un balai, cette couleur est enlevée et il n'en résulte aucun inconvénient. On a pu apprécier le résultat de ce lavage, pratiqué rue de la Montagne-Ste-Geneviève, le mercredi 3 mars.

Un autre inconvénient signalé aux membres de la Commission est la nécessité d'enlever à la pompe les eaux vannes; mais cet inconvénient est le même pour la vidange par l'ancienne méthode. C'est ce qui nous porte à penser qu'il est nécessaire d'aviser à une nouvelle construction des fosses d'aisances dans le but de séparer les matières liquides des matières solides, afin de faire de temps en temps des alléges et de ne procéder à la vidange des matières solides que lorsque la fosse qui serait destinée à les recevoir serait complètement pleine.

Par suite de ce qui vient d'être dit, on voit que le procédé de vidange des fosses d'aisance, proposé par MM. Payen et Buran, est préférable à l'ancien procédé; que son emploi, qui permet de convertir en poudrette dans les fosses même les matières solides qui sont désinfectées instantanément, doit faire disparaître des environs de la capitale des cloaques infects tout à la fois nuisibles à la santé et aux intérêts d'une grande-partie de la population de Paris et de la Banlieue (1); enfin, que l'administration rendrait service à l'hygiène publique en accordant à ces industriels une autorisation, en leur imposant diverses conditions qui satisferaient à tous les besoins; ces conditions, suivant nous, seraient les suivantes:

1· D'avoir un dépôt de poudre désinfectante dans le centre de Paris;

2· D'avoir un matériel convenable à leur exploitation;

3· D'avoir des ouvriers spéciaux pour cette exploitation, ouvriers qui ne pourraient travailler sans être dirigés par un chef d'atelier, chargé spécialement de leur direction;

4· De prendre des mesures convenables pour que, lors de l'addition

---

(1) On n'aurait plus que les matières liquides, dont on trouvera, quand on le voudra, le moyen de se débarrasser.

de la poudre désinfectante dans la fosse d'aisance , il n'y ait pas dispersion notable des parties les plus ténues de cette poudre.

5· **D'avoir** , pour manipuler les matières , une espèce de plateau carré
en bois doublé en tôle, plateau qui serait muni de rebords , afin de ne
pas salir le sol et de faire cesser toute objection.

PARIS, TYPOGRAPHIE DE FÉLIX LOCQUIN,
r. N.-Dame-des-Victoires, 16.